DISSERTATION

MÉDICO-PHILOSOPHIQUE

SUR LES EFFETS

DE LA PASSION DU JEU

SUR LA SANTÉ DE L'HOMME.

DISSERTATION

MÉDICO-PHILOSOPHIQUE

SUR LES EFFETS

DE LA PASSION DU JEU

SUR LA SANTÉ DE L'HOMME;

PAR M. P. PAJOT DE LAFORÈT,

Médecin, Membre des Sociétés Médicale, Galvanique, de Statistique et Académique de Paris, Correspondant de la Société des Sciences et Arts de Douai, etc.; l'un des Rédacteurs de la *Bibliothèque des Pères de Famille* et de la *Bibliothèque Phisico-Economique.*

> . . . . Le jeu n'est que fureur :
> On joue argent, bijoux, maisons, contrats, honneur;
> Et c'est ce qu'une femme, en cette humeur à craindre,
> Risque plus volontiers, et perd plus sans se plaindre.
>
> REGNARD, *le Joueur.*

PARIS,

DE L'IMPRIMERIE DE Mme Ve JEUNEHOMME,

RUE HAUTEFEUILLE, N° 20.

1813.

DISSERTATION

MÉDICO-PHILOSOPHIQUE

SUR LES EFFETS

DE LA PASSION DU JEU

SUR LA SANTÉ DE L'HOMME.

J'ENTREPRENDS, je le sais, une tâche aussi pénible qu'épineuse. Jamais, sans doute, si je n'avois consulté que mes foibles moyens, je ne me serois chargé d'un travail sous le poids duquel les forces les plus robustes peuvent être écrasées ; et si je ne comptois que sur mon talent, je ne viendrois pas non plus affronter un dédale capable d'effrayer l'intrépidité la mieux aguerrie. Il s'agit, en effet, de poursuivre un ennemi formidable, de l'atteindre, de le combattre, de le terrasser. Nouveau Thésée, je dois pénétrer dans le labyrinthe tortueux du crime, pour y attaquer ce mons-

1

tre féroce, et revenir couvert de ses dépouilles.
Qui me donnera le fil conducteur pour guider
mes pas ? Qui me fournira des armes assez
puissantes pour balancer les avantages que
le moderne MINOTAURE trouvera, pour me ré-
sister, et dans sa forme gigantesque, et dans la
protection de ses retranchemens?

S'il est téméraire d'attaquer des préjugés
établis par l'usage, affermis par la corruption
des mœurs, il n'est pas moins désagréable de
tenter la réforme des jeux sans les moindres
espèces de succès; mais il y a une satisfaction
secrette à plaider la cause de l'humanité.

Nous n'ignorons point le tort que nous
faisons à certains particuliers, en proposant
la réforme des jeux de hasard; mais le bien
général doit l'emporter, et cette seule considération doit porter le citoyen libre de sa conscience à rendre un service aussi essentiel
à ses semblables, en coupant la tête de
l'hydre.

D'autres avant nous ont écrit sur les jeux (1);

---

(1) Quoique je ne cite point les auteurs qui m'ont
aidé dans mon travail, je ne reconnois pas moins les
secours que j'en ai pu tirer. Si quelquefois je me suis

personne ne confondra nos idées avec les leurs. Ils se sont proposé de dire en beaucoup de feuilles ce que nous disons en peu de pages. Ils se sont contentés de recueillir; nous serions plus désireux de penser, mais de penser d'abord de manière à ne point resserrer l'imagination, attendu que la matière dont nous parlons est déjà trop aride par elle-même; d'ailleurs, nous voyons que, dans les choses morales, la persuasion ne naît pas toujours des froides analyses, et même que la raison est souvent rebelle aux calculs.

Peu curieux de me parer des traits pompeux d'une éloquence recherchée, qui fut toujours nécessaire pour envelopper l'erreur et déguiser le mensonge, j'avoue ingénument que je me suis peu occupé à soigner mon style; des circonstances particulières et mon peu de loisir ne m'ayant point permis de le soumettre à la lime du temps.

Si la plus petite partie de mes vues est accueillie, je me trouverai trop heureux d'avoir pu contribuer à servir l'humanité. Passons

---

écarté de leurs idées, c'est que j'ai cru que mon sujet m'y forçoit.

maintenant aux faits qui démontrent les dangers des effets de la passion du jeu sur la santé
de l'homme (1).

La saine philosophie, qui règle fidèlement
les actions humaines, appuyée de l'autorité
des lois, bannit du sein des nations les mieux
policées les jeux dits de hasard, causes in-
fâmes des principes où les hommes se laissent
entraîner. L'équilibre économique d'un grand
nombre de familles, les cris pitoyables de
leurs chefs, les calculs convainquans et les
fortes déclamations des politiques déchirèrent
le voile magique qui couvrit, l'espace de tant
de siècles, avec une illusion honteuse, un ennemi si puissant de la félicité publique.

On ne peut donc louer assez le zèle de ces
écrivains qui, en analysant les maux attachés
aux jeux, et incompatibles avec l'éxécution
fidèle des devoirs sacrés qui lient indispen-
sablement tous les hommes constitués en

---

(1) L'auteur avoit fait imprimer, en grande partie,
ces réflexions, en 1797, dans la Chronique Scandaleuse,
rédigée par l'estimable M. Séleque; plusieurs jour-
nalistes les ont ensuite copiées, sans citer l'auteur ni
l'ouvrage dont ils les avoient extraites.

société, excite vigoureusement notre raison, pour que, muni de principes inébranlables, elle se tienne en garde et se mette en défense contre la séduction d'un sentiment dépravateur.

Dans l'institution de la nature, dit Bacon, l'animal en danger devoit pourvoir à sa sûreté par des efforts et des moyens indépendans de la réflexion ; une impulsion involontaire et irrésistible devoit le porter à propager son espèce ; mais ces mouvemens, aussi rares qu'orageux, étant passés, il devoit rentrer sous la direction d'un instant paisible. Ainsi les passions étoient nécessaires. Les hommes ont rendu cette arme dangereuse pour eux-mêmes à force de l'aiguiser. Dans l'état actuel de certaines sociétés, les passions ne sont qu'un accès continuel qui en agite les membres : au lieu d'être, comme un souffle léger, propre à leur imprimer un mouvement modéré, elles ont acquis un tel degré d'activité en se choquant, qu'elles ne forment plus qu'une tempête affreuse sur-tout parmi les joueurs ; ou plutôt elles sont devenues un feu dévorant qui consume l'espèce humaine.

Vouloir détruire toutes nos passions est une chimère enfantée par l'imagination en délire ;

vouloir leur refuser toutes sortes d'alimens en est une autre : il faut savoir les plier sans violence, les diriger vers des objets utiles, et les distraire quand on ne peut pas les contenter.

Il n'est guère possible d'excuser, aux yeux de la morale et de la raison, l'amour immodéré du jeu. L'on a joué de tous temps, dit Quintilien : c'est un défaut attaché à la civilisation, et même l'on joue chez les peuples sauvages. Cette funeste passion, que nous regardons, à bon droit, comme fille de l'avarice et de l'oisiveté, a toujours causé de grands ravages. Nous ne ferons point ici étalage d'érudition, pour montrer à nos lecteurs que nos jeux ne ressemblent en rien à ceux des anciens, nous nous bornerons simplement à faire sentir à ceux qui en font un objet de spéculation et d'intérêt combien ils ont tort de faire fond sur le hasard plutôt que sur le travail et l'industrie.

Les législateurs n'ont jamais porté de lois contre les passions, parce qu'elles nous sont données par la nature ; ils ont seulement cherché à en tempérer l'effervescence par des réglemens analogues aux mœurs et au caractère des peuples qu'ils ont régis ; mais ils se sont bien gardés de se mettre à la place de la morale ; ils ne lui ont rien ôté de l'empire qu'elle doit nécessairement avoir sur le cœur de l'homme ; c'est à elle seule qu'appartient le droit de punir les fautes qui ne sont point du ressort des lois. Nous avons vu des hommes qui, par la plus violente de toutes les usurpations, s'étoient érigés en juges de la conscience de leurs concitoyens. Comme ils étoient dominés par une ambition démesurée, et que cette passion absorboit en eux toutes les autres, ils se sont crus assez vertueux pour exiger que nous le devinssions en vingt-quatre heures. C'est ainsi que pensoient nos philosophes modernes : dans leur délire, ils avoient imaginé de mettre la justice et la vertu à l'ordre du jour, comme un point de politique ou une question de droit romain ; ils disposoient d'elle avec la même aisance qu'une jolie femme sonne sa femme de chambre quand la fantaisie lui en prend.

Aujourd'hui, le magistrat le plus éclairé ne vise point à une perfection chimérique ; il sait que les hommes, réunis en société, ne se guident que par les passions ; que le grand art consiste à les faire tourner au profit de la chose publique. Comme il ne veut point aller contre les principes que l'expérience justifie,

il suit en ce moment la marche qui a été constamment pratiquée par des hommes qui, ayant
éprouvé toute la nullité de l'autorité contre la
fureur des jeux de hasard, ont été, pour ainsi
dire, forcés de composer avec elle, en usant à
son égard d'une tolérance, de laquelle il ré-
sultoit un bien pour les indigens.

Louis XIV, avec toute sa puissance et son
grand et vaste génie, ne put empêcher qu'on
jouât le lansquenet; il trouva moins d'obsta-
cles pour l'éxécution d'un édit impolitique
qui bannit de la France cent mille familles
utiles, qui avoient le malheur de n'être pas
catholiques. Il est démontré que l'empire sur
les passions n'appartient à personne. Semblables à l'air, qui ne veut être comprimé ni gêné
dans la moindre chose, elles percent, et se
font jour partout. C'est au politique philosophe, qui possède l'art difficile de conduire
les hommes, à en tirer un parti qui leur soit
utile, sans qu'ils s'en doutent. Ces maximes
ne manqueront pas de déplaire à ces médecins
moraux, qui ont dans leur remède la même
roideur de confiance que M. Purgon a dans les
siens; mais nous dirons à ces esprits chagrins,
qui se perdent dans une spéculation angélique,

qu'il faudroit créer des hommes tout exprès pour l'état politique qu'ils ont dans la tête.

La vie de l'homme est constituée, dit Barthez, de deux principes différens dans leur nature, qui se balancent mutuellement, se soutiennent ou se détruisent l'un l'autre. Le premier de ces principes d'essence intelligente, est une modification de la sensibilité vitale, et l'être le plus parfait de l'organisation humaine. Moins parfait au berceau de la vie, l'influence progressive de l'éducation le développe ; mais le terme de sa perfection, est marqué par tous les écarts dangereux qui font regretter que l'état social soit la cause de tant de maux. Le second de ces principes ne se montre à l'œil du naturaliste que sous des formes matérielles : nul par lui-même, s'il n'est animé par ce rayon de l'intelligence suprême, il n'obéit qu'aux lois de la matière. Que l'on observe ces deux principes réunis, on les verra se faire une guerre perpétuelle, empiéter d'une manière arbitraire sur leurs domaines respectifs, ne se lasser jamais de se persécuter, et ne connoître d'autre terme à leur fureur que le néant des tombeaux. Telle est l'image des vicissitudes cruelles qui occupent toute la durée de la vie humaine. Un corps

débile, esclave des passions fortes; une intelligence chancelante sous la puissance ty-
rannique d'un corps que sa propre structure
dispose à l'acquisition de toutes les causes
malfaisantes de destruction : tel est l'homme
aux prises avec ses propres passions, et lut-
tant souvent avec une défaveur marquée contre
tous les genres de tyrannie morale, et toujours
au détriment de sa conservation. Il est ici
moins question des passions en général que
de celle du jeu, la plus cruelle de toutes,
puisqu'elle mène à tous les crimes, qu'elle
développe tous les vices. Un joueur n'est plus
un homme de la société, c'est un spectre qui
promène dans les horreurs du désespoir une
vie toute prête à s'éteindre sous les efforts
de son bras homicide ; c'est un être souffrant
qui n'est plus à lui-même, qui ne vit plus en lui
ni pour lui; c'est enfin le réservoir de toutes les
passions réunies, de toutes celles qui éloignent
du bonheur. Un joueur n'est plus à lui; il a
perdu tous les caractères distinctifs de l'humanité ; il ne lui reste plus que le caractère
propre du joueur. Sans cesse agité de sensa-
tions tumultueuses et contraires, il n'a plus le
temps de se croire homme, il ne sait pas même
s'il le fut jamais. Voyez la figure du joueur ,

elle n'a plus de physionomie, tous ses traits sont altérés, égarés au point qu'il ressemble à un maniaque. Le joueur, toujours hors de lui-même, regarde sans rien voir, écoute sans répondre, soupire d'impatience; il est tantôt gai, tantôt triste; il parle seul, et ne peut rester en place. Quel état violent! et comment va-t-il se terminer? Par la catastrophe la plus sanglante, la plus criminelle et la plus déshonorante pour l'humanité: le suicide est au bout qui attend le jour. Quelle est donc la nature de cette passion? Le désir insatiable de l'or, désir qui n'est jamais satisfait, soit que la fortune daigne sourire au joueur, soit qu'elle lui devienne constamment contraire. L'homme en société est malheureusement réduit à désirer toujours, et c'est le désir qui fait le tourment de la vie. Non content des biens qui suffisent à son aisance, il veut aussi se montrer au milieu de ce faste imposant qui doit faire dire de lui: Ah! qu'il est riche! Mais le jeu conduit-il à ce terme? et quand il y conduiroit, ne seroit-ce pas aux dépens de plusieurs familles dans l'indigence? Que sera-ce encore, si des jeux publics sont autorisés dans une ville comme Paris, où chaque citoyen ne doit connoître d'autre moyen de fortune que l'industrieuse et constante activité de ses bras et de son esprit ?....

Il est un usage auquel les hommes foibles se soumettent par pusillanimité , c'est d'offrir le jeu pour consumer le reste de la journée, après un long dîner. Le moment où l'on auroit le plus besoin d'un exercice modéré ou du repos, celui où se fait la plus importante des fonctions animales, où la liberté seroit nécessaire, est précisément celui où l'on s'enferme, où l'on se livre à un travail occupant , qui met en action les organes de la sensibilité avec une force inconcevable. Vous voyez des femmes , des hommes , tandis que la liqueur nutritive s'élabore, en proie à l'espérance, à la crainte, à la fureur ; les besoins de la nature ne sont pas même sentis ; les principales excrétions ne se font pas , et les maladies ou les infirmités commencent.

Faut-il s'étonner, dit Schedoni (1), si les migraines, les rhumes, les fluxions, la goutte, la pierre, et tant d'autres maux hâtent si souvent la vieillesse de l'habitant sédentaire des

____

(1) Voyèz *Saggio intorno ai ginochi, etc.*, par Schedoni, édition de 1789.

villes d'Europe? Pourquoi s'étonner si, ayant rendu presque nuls nos estomacs, le siége de la vie, la digestion devient le plus souvent si difficile et si lente que la nature s'abandonne à l'art? Faut-il s'étonner si, pendant l'été, les chaleurs nous exténuent et changent les traits de notre figure; si, dans les hivers rigoureux, nous affrontons à peine impunément l'air orageux; si le vent cause des fièvres à tant de personnes; si une sueur repercutée ne trouve point dans le système vasculaire sans action cette force vitale qui chasse du corps une humeur qui détruit la santé?

Les effets des jeux et des gymnastiques des anciens étoient bien différens et très utiles: alors florissoient les heureuses populations de la Grèce et de Rome d'hommes très vigoureux; au lieu qu'aujourd'hui, par notre genre de vie désœuvrée, on distingue à peine le sexe de la foiblesse de celui de la force.

Un jeune homme élevé comme ils le sont presque tous en général, dit Claville (1),

______

(1) Voyez *Traité du vrai Mérite de l'Homme*, etc., par Lemaître de Claville, un volume in-12, édition de 1776.

n'ayant ni ordre, ni principes, ni mœurs, et accoutumé depuis l'enfance à penser que les richesses peuvent procurer de la considération, parce qu'il a vu ses parens faire des dettes pour étaler du faste, et des bassesses pour avoir de l'argent; ce jeune homme, à dix-huit ans, sera rempli de la vanité la plus puérile : quelle que soit sa fortune, il voudra avoir des bijoux, des maîtresses, des chevaux, des habits magnifiques, des voitures les plus élégantes : ne pouvant suffire à ces dépenses, il cherchera dans le jeu les ressources dont il a besoin. Peu lui importe que la réputation de jouer nuise à son établissement, à son avancement, ce n'est pas un mariage convenable qu'il veut faire, ce ne sont pas des places, des honneurs qu'il désire; il est décidé à ne point se marier, ou à ne se marier que pour de l'argent; si jamais il montroit de l'ambition, il ne deviendroit courtisan que par l'espoir de s'enrichir. Malheureux père d'un tel fils, n'accusez que vous même de ses déréglemens et de sa cupidité : si vous l'avez élevé, c'est votre faute; si vous dédaignâtes de présider à son éducation, c'est votre faute encore. Pourquoi chargeâtes-vous un étranger de votre emploi le plus sacré, le plus important, pour travailler à la fortune de ce même fils? Vous deviez plutôt vous occuper de son bonheur : il vaudroit mieux qu'il fût vertueux et modéré, que riche, vicieux et joueur. Qu'avez-vous gagné en obtenant quelques grâces lucratives, un emploi, des pensions, quand votre fils vous déshonore et vous force à vendre vos terres?

Pour les femmes, si elles savoient combien le jeu et les veilles font tort à leur beauté! Lorsque la sagesse est la base de leur conduite, le temps ne cause d'irréparables ravages à leurs charmes qu'après nombre d'années écoulées: mais les veilles et le jeu, destructeurs rapides de leurs attraits, les flétrissent bientôt; et au printemps de leur âge elles ont déjà les rides d'une vieillesse prématurée.

MAIS depuis que le *jeu* rend nos beautés captives,
Leurs yeux ont moins d'éclat, leurs couleurs sont
moins vives.
Cette aveugle fureur, en ses emportemens,
Flétrit un sexe né pour les doux sentimens;
Il outrage le ciel, et perd, dans les alarmes
Son argent, sa *santé*, son honneur et ses charmes,

Les dangers qu'apporte aux bonnes mœurs ce soutien puissant d'un peuple bien civilisé, la pratique habituelle des jeux, ne sont pas en plus petit nombre. L'oisiveté, source iné-

puisable de toutes les prévarications, l'abus
pernicieux que l'on fait du temps, la négli-
gence coupable des devoirs de sujet obéissant,
de citoyen utile, de bon père, rendent nécessairement les joueurs débauchés et malheureux.

En outre les jeux, peut-être plus que toute
autre chose, conduisent les hommes à l'hypo-
condrie, à la colère : état de dépravation qui,
dans les esprits orageux, ne trouble que trop
la paisible sagesse nécessaire pour remplir ses
devoirs. Les espérances toujours douteuses,
les craintes, les agitations, les évènemens ino-
pinés et contraires, la honte de se voir tant de
fois le jouet du sort, l'aspect de la misère qui
s'annonce à chaque instant, la censure inté-
rieure qui part de la conduite des autres, qui,
plus corrigés, paroissent plus heureux, les
remontrances pathétiques des amis sincères,
les vifs reproches de sa famille, le chagrin in-
terne de connoître ce qui est bien, et l'impulsion victorieuse qui nous porte au mal, sont
toutes choses très efficaces pour conduire à la
plus grande irascibilité. On ne cesse de parler
de personnes qui, douées d'abord d'un naturel
doux, ne furent plus, après la passion du jeu,
que des êtres emportés, rongés par une bile

ardente et dangereuse pour les autres et pour eux-mêmes ; et ces révolutions de caractères opérées par le jeu ne sont point de rares phénomènes , mais, hélas ! les observations de chaque jour.

Et quelles atteintes, dit Gregory (1), ne portent point les jeux , soit en détériorant le mérite , ou en desséchant les productions des arts, d'où dérive la félicité publique ? Des mains du peuple employé dans les ouvrages de soie, de laine, et dans mille autres exercices mécaniques, naissent le précieux trésor d'industrie. Mais si la passion inique du jeu distrait d'occupations aussi utiles, et occupe dans les tripots de cartes, de dés, ou de jeux semblables, les artisans imprudens, leur ruine totale est déjà décidée , et les principales sources de l'opulence des États se tarissent bientôt.

Qui a plus que les familles des joueurs artisans une subsistance incertaine ? Dans quels lieux ressent-on plus les atteintes de la faim que sous leurs toits ? Combien de fois ne s'é-

____

(1) Voyez *Essai sur les moyens de rendre les facultés de l'homme plus utiles à son bonheur*, etc.

chappe-t-il pas de leurs mains, en peu d'heures
de jeu, de quoi se nourrir plusieurs jours?
Combien de fois ne perdent-ils pas au jeu le
peu d'argent qu'ils possèdent, ce fruit de leurs
sueurs avec lequel ils auroient donné du pain
à leur famille? Mais le sentiment de la faim est
une adversité qui leur est propre : une autre
cependant, qui ne doit point être indifférente
à l'État, c'est le dépérissement de la population.

Si la propagation du genre humain est en
raison de la nourriture, combien les jeux ne
doivent-ils point nuire à la propagation des
artisans, en causant la perte de leurs marchan-
dises et en détournant à un aussi différent
usage ce qui ne devoit être dirigé que pour
subsister et faire subsister! Combien peu les
joueurs artisans conviennent au mariage! En
général ce n'est point le partage des joueurs; ils
ont trop de besoins pour s'occuper du renouvel-
lement légitime de leur existence; ou, s'ils
s'unissent par les liens du mariage, ils sont
couchés le plus souvent sur des lits inféconds,
d'une part entre l'assoupissement produit par
le jeu, le vin, et de l'autre entre le froid et la
misère; ou, s'ils deviennent pères, une partie
de leur génération périt de besoin en beau-

coup plus grande quantité que les enfans de la dernière mendicité oisive. Le patrimoine de la mendicité se forme de n'en avoir aucun, c'est-à-dire de ne pas même avoir le patrimoine d'un art, attendu qu'elle reçoit pour cela même sa nourriture du cœur des peuples et des institutions publiques des subsides ; mais les ouvriers étant d'une part instruits dans les arts, et par-là privés des droits des mendians, et de l'autre étant dénués par le jeu du fruit de l'art même, la subsistance des enfans et de la femme est confiée aux restes du vice, aux restes de pitié qui lui ont échappé. Dans cette cruelle pénurie, les enfans s'exténuent, ne pouvant obtenir assez de lait du sein desséché des mères tourmentées par la faim: ou ils gèlent, pour ainsi dire, au berceau dans les froides saisons, où ils pourrissent dans les haillons fétides et dans des ordures continuelles, ou ils meurent par la réunion de toutes ces calamités que les jeux versent dans les tristes habitations des artisans joueurs.

Après avoir dépeint les effets de la passion des jeux de hasard sur la santé, sur le moral et sur l'intérêt des hommes, nous allons considérer combien ils retardent les progrès des sciences et des lettres, et nuisent au développpement du génie. Les bois d'Académus, les jardins d'Epicure, les antres de Pythagore, les ombres hospitalières de Platon, et non les salles de jeu tumultueuses élevèrent les grands génies, heureux créateurs des disciplines philosophiques. Les grands maîtres de l'art de penser, les célèbres orateurs et les poètes qui illustrèrent tant les fastes de la littérature, se montrèrent dans tous les temps ennemis des jeux de hasard et de l'esprit de conversation habituelle. Les oraisons inimitables de Démosthène naquirent dans une chambre souterraine; d'une paisible retraite s'élevèrent au temple de l'immortalité les chantres de Médina, de Mantoue et de Venosa; éloignés des jeux et des plaisirs de la conversation futile, ils éclairèrent le monde scientifique, les grandes âmes du philosophe de Verulam, de Descartes, Newton, Leibnitz et de tant d'autres glorieux instituteurs des sciences humaines. Un Médecin (1), vrai philosophe, dit que la solitude rend les facultés de l'âme très étendues, vives et sublimes. C'est pourquoi les philosophes, les poètes, les orateurs et les héros qui voulurent étendre

---

(1) Zimmerman. *Essai sur la solitude*, page 31.

leurs connoissances et élever leur esprit selon leurs inclinations, recherchèrent la solitude. Si donc, loin des jeux *agréables* des sociétés vicieuses, se développent si bien les germes de la vertu, de la science, faut-il s'étonner si la conversation continuelle et les plaisirs bruyans produisent cette aversion prédominante que l'on a pour les plaisirs intellectuels, et si l'homme frivole de la conversation fait l'opposition légitime de l'homme scientifique et littéraire?

Les diverses manières d'apprendre les sciences les plus abstraites par le moyen des jeux, qui ont pris de nos jours quelque faveur, suffisent peut-être pour acquérir l'art de passer pour instruit, mais elles ne réussissent jamais à instruire: ce qu'on a appris sans peine est promptement oublié. Un coup de vent efface ce qui est tracé sur le sable; il faut des efforts pour graver sur l'airain, mais la gravure y est ineffaçable.

Vous faut-il, ô joueurs! des exemples de malheurs qui se soient passés sous vos yeux? Ah! nous craindrions d'affliger votre sensibilité, de rouvrir des plaies trop récentes, d'exciter les larmes du désespoir. Mais au moins qu'il nous soit permis de rassembler dans l'histoire

quelques traits épars qui fassent tableau : heureux s'ils peuvent servir de contre-poison à
la fureur du jeu !

Voudroit-on revenir au temps des Germains,
qui, au rapport de Tacite, jouoient leur propre
personne après avoir perdu tout leur or ? Le
jeu étoit une de leurs affaires les plus importantes; après avoir tout perdu , ils se jouoient
d'un seul coup. Alors le vaincu subissoit vo-
lontairement l'esclavage; quoique plus jeune
et plus fort , il se laissoit garrotter et vendre.
Le vainqueur, pour ne pas rougir long-temps
de sa victoire, vendoit le plus tôt qu'il pouvoit
ces sortes d'esclaves aux étrangers.

Saint Ambroise cite les Huns tourmentés
de la fureur du jeu au point de jouer leurs
armes, ce qu'ils avoient de plus cher, puis
leur vie. Quelquefois ils se donnoient la mort
malgré celui qui les avoit gagnés.

Les Nègres de Juida jouent leurs femmes et
leurs enfans. Les Indiens jouent jusqu'aux
doigts de leurs mains, et se les coupent eux-
mêmes pour s'acquitter.

Desaulx rapporte l'anecdote suivante d'un
homme de mérite : cet homme, dit-il , a cul-
tivé jusqu'à trente ans les sciences et les lettres avec le plus grand succès. Il tombe dans

un cercle de joueurs, il prend goût au jeu
bientôt ce n'est plus qu'une rage; enfin il se
ruine en très peu de temps. Cependant le
désespoir ne lui fit commettre aucune faute
grave. Je ne vous verrai plus, dit-il à ses amis,
respectez mes malheurs et sur-tout ma volonté.
L'année révolue, cet homme avoit reçu un
héritage, il s'empresse de payer ses dettes. Je
ne jouerai pas davantage, dit-il alors, mais les
lettres n'y gagneront rien, car je ne lis plus,
je ne pense plus, je n'ai plus de désir. En
effet, il étoit tombé dans un état d'insensibi-
lité et de stupeur qui ne lui permettoit pas
même de reconnoître ses amis. Desaulx l'a
connu vingt ans après sa catastrophe, encore
plongé dans le même état. Quelle calamité
qu'un joueur à la tête d'un gouvernement!
L'un des Ptolémée, roi d'Egypte, se faisoit
rapporter, lorsqu'il jouoit, les causes les plus
graves, et prononçoit au hasard des sentences
de mort.

Tolomnius, roi des Veïes, reçut des ambassadeurs de Rome tandis qu'il jouoit : *Tue*,
s'écria-t-il; c'était le mot du jeu auquel il se
livroit. Ce mot, mal interprété, fit massacrer
les ambassadeurs.

L'histoire fourmille de traits plus odieux

les uns que les autres, de crimes atroces, et sur-tout de nombreux suicides : il seroit inutile de rapporter un grand nombre de ces derniers, l'histoire moderne n'en fournit que trop. Or, le reproche fait au jeu par madame Deshoulières est bien léger en comparaison des faces horribles sous lesquelles on peut envisager cette cruelle passion; mais tout léger qu'il est, il n'en figurera pas moins d'une manière avilissante aux yeux de l'honnête homme.

« Le désir de gagner, qui nuit et jour occupe,
Est un dangereux aiguillon ;
Souvent, quoique l'esprit, quoique le cœur soit bon,
On commence par être dupe,
On finit par être fripon (1).

Enfin, êtes-vous honnête homme? Jouez, et vous deviendrez fripon. Êtes-vous sobre? Jouez, et vous deviendrez ivrogne. Êtes-vous chaste? Jouez, et vous deviendrez libertin. Êtes-vous d'un caractère doux et pacifique?

______

(1) On est perdu pour jamais si une réflexion aussi judicieuse et aussi pressante reste ineffaçable ; et si après l'avoir méditée on s'embarque dans le jeu, a-t-on rien de plus à craindre que de *commencer par être dupe, et de finir par être fripon ?*

Un joueur de profession qui expose au hasard du

Jouez, et vous deviendrez colère, emporté, querelleur. Êtes-vous généreux? Jouez, et vous deviendrez avare. Êtes-vous économe? Jouez, et vous deviendrez prodigue. Êtes-vous gai? Jouez, et vous deviendrez sombre et mélancolique. Êtes-vous aimable? Jouez, et vous deviendrez brutal et grossier. Êtes-vous éclairé, ami des lettres? Jouez, et vous deviendrez un sot et un ignorant. Êtes-vous d'un tempérament robuste? Jouez, et vous deviendrez cacochyme, vous ruinerez votre santé. Avez-vous des qualités physiques ou morales? Jouez, et bientôt vous n'aurez plus que des vices.

Il est des passions qui absorbent toutes les autres; celle du jeu, au contraire, les développe toutes. Qu'on me nomme un crime qu'elle n'ait fait commettre? Vols, suicides, assassinats, elle est capable de tout. Pères qui avez un fils joueur, fermez, en vous

cornet ou d'une carte le patrimoine qu'il tient de ses aïeux, qui hasarde la dot de sa femme, et ce que la nature a substitué au profit de ses enfans, celui-là court à l'hôpital chargé de l'opprobre public. *Voyez*, de Claville, *T aité du vrai Mérite de l'Homme*, p. 198, *édition de* 1776.

couchant, les verroux de votre chambre : votre fils n'est pas rentré, il est encore au tripot; votre vie dépend peut-être d'un as de pique. Jeunes filles dont les pères sont possédés de cette fatale passion, tremblez pour votre honneur. Je ne vous citerai qu'un exemple, mais il est terrible, glace d'effroi et fait horreur.

Clerval, fils unique d'honnêtes et riches marchands de Lyon, vint à Paris à l'âge de vingt-deux ans, pour se perfectionner dans le commerce et s'acquérir les connoissances qui lui manquoient. Il n'eut d'abord d'autre société que la famille du correspondant auquel son père l'avoit adressé. On lui donna des maîtres, il profita de leurs leçons. Parmi tous les exercices auxquels il se livroit, il témoigna un goût particulier pour l'escrime. Son professeur, voulant tirer parti de ses dispositions, lui proposa un jour de le mener faire assaut dans une salle d'armes. Clerval y consent. Il trouve une société de jeunes gens à peu près de son âge. L'assaut se donne, notre Lyonnais se distingue. Mille éloges lui sont prodigués. On espère le revoir; c'est son intention, et le lendemain il n'a rien de plus pressé que de rejoindre une compagnie où il avoit été si

bien reçu la veille. Même accueil, même em-
pressement; liaison plus particulière avec
quelques uns. On sort, on va au café. Quelques verres de liqueurs échauffent les têtes.
On parle de jouer. Monsieur joue-t-il?—Fort
peu.—Oh! cela n'est pas étonnant, monsieur
arrive de province. — En effet, je ne suis à
Paris que depuis trois mois. — Vous êtes donc
encore bien neuf?—Je vous en réponds.—Oh!
bien, je me charge de vous mettre au pas, dit
l'un. Je serai votre mentor, dit l'autre.—Vo-
lontiers, Messieurs, j'accepte vos offres.—Parbleu, on joue ce soir chez madame Lava....
nous allons vous initier.—J'y consens.

On part, on arrive, on présente Clerval.
Le cercle est brillant; il est fêté, caressé. Bientôt on lui présente une carte.—Vous m'excu-
serez, je suis sorti sans prévoir que je jouerois,
et je me trouve avec deux louis dans ma
bourse.—Oh! Monsieur, nous jouerons si peu
qu'il vous plaira; notre intention est de nous
amuser. Clerval n'a plus d'excuse. On risque
peu d'abord, notre jeune étourdi gagne; on
augmente la chance, il gagne encore. Les
faveurs constantes de la fortune enhardissent
sa timidité, tout lui réussit, et il se retire avec
cinquante louis de bénéfice.

Séduit par d'aussi brillans auspices, il ne manque pas le lendemain d'être le premier au rendez-vous. La fortune ne lui fut pas aussi favorable, sans cependant lui devenir contraire. Les jours suivans, il éprouva alternativement des succès et des revers. Peu à peu le sort l'accabla sans ménagement. Il essuya des pertes considérables, fit des dettes, manqua à ses engagemens, et des poursuites judiciaires furent intentées contre lui. Le correspondant de son père, informé d'une pareille conduite, crut devoir en instruire ses parens. Ceux-ci n'eurent rien de plus empressé que de rappeler Clerval auprès d'eux. De son côté, il fut chargé de se soustraire à ses créanciers, dont le nombre croissoit tous les jours. Arrivé dans la maison paternelle, il reçut avec un peu de confusion la réprimande que méritoient ses dérèglemens; mais il allégua sa jeunesse, son inexpérience, promit de se conduire avec plus de régularité, et tout fut oublié. En effet, il passa quelques années au sein de sa famille sans donner dans aucun écart. Son père, enchanté d'une conduite aussi sage, lui propose un parti avantageux; Clerval accepte, se marie, et bientôt se voit à la tête d'un établissement considérable. Chéri de son épouse, occupé de son commerce et de ses entreprises, il devient père, et mène pendant quatorze ans une vie aussi heureuse qu'irréprochable, soit comme mari, soit comme père, entre sa femme et ses enfans.

A cette époque, des affaires importantes l'appellent à Paris, où il n'étoit pas retourné depuis sa jeunesse. Sa fille aînée, agée de treize ans, demande à l'accompagner. Beauté, grâces, innocence, modestie, ingénuité, Amélie avoit tous les charmes et toutes les vertus de son âge. Idole chérie de son père, pouvoit-il lui rien refuser? Il l'embrasse, et souscrit à ses vœux. Sa maman opposa d'abord quelques difficultés, et finit par céder; cependant elle ne put retenir quelques larmes qui coulèrent malgré elle de ses yeux au moment où sa fille lui dit adieu.

Clerval part donc avec sa chère Amélie, emportant avec lui des sommes considérables, tant en espèces qu'en papiers sur Paris. Arrivé, il descend à un hôtel dans les environs du Palais-Royal, pour être au centre de tout. Il passe les premiers jours, le matin à régler ses affaires, le soir à conduire sa fille au spectacle, aux promenades, aux fêtes; enfin à tous les amusemens de son âge.

Un soir, passant sous les galeries du Palais-Royal, il rencontre deux individus qui l'examinent. C'est lui, dit l'un d'eux. Il les considère à son tour, et les reconnoît pour être deux anciens camarades de tripot. On l'accoste : Hé! bonjour, mon ami. Parbleu, nous sommes enchantés de te revoir. Il y a long-temps que nous ne te croyions plus de ce monde. On fait un tour, on jase. Clerval s'informe de ses anciennes connoissances.—La société est toujours à peu près la même; elle sera charmée d'apprendre de tes nouvelles. Que fais-tu? — Le commerce. — As-tu réussi? — Mieux qu'au jeu.—Mais à propos, en parlant de jeu, te rappelles-tu me devoir encore 25 louis? Je ne les exige pas, mais je veux les jouer. — Oh! je ne joue plus. —Bah! tu t'es donc fait ermite? —Non, mais quand on est père de famille, on s'occupe d'affaires plus sérieuses.—Parbleu, une fois n'est pas habitude; tu ne viens pas tous les jours à Paris; et puis tu ne risques rien, je ne veux que te gagner une seconde fois les 25 louis que tu me dois.—Eh bien! à demain. Toujours au même endroit? — Oui, toujours chez Madame Lava.... — Au revoir.

Le lendemain, Clerval, l'imprudent Clerval, après avoir un moment balancé, se rend au lieu du tripot ; il y trouve une partie de son ancienne cotterie On renouvelle connoissance, on dispose le tapis et l'on se met au jeu. Clerval, qui étoit venu pour perdre 25 louis, en gagne 25 autres. Revanche demandée pour le jour suivant. Accordé. On se réunit. Chance mêlée, d'abord, la fortune balance ses faveurs : ni perte, ni gain ; c'est ennuyeux. On double la mise, le jeu change : Clerval perd. On se retire. Rendez-vous encore pour le lendemain. Il n'est pas plus heureux. Sa disgrâce l'irrite, son sang bouillonne, sa tête s'égare, il n'y est plus. Bientôt sa ruine est complète. Bourse et porte-feuille sont épuisés. Dans son désespoir, il s'écrie : Me voilà donc sans ressource ! Pardon-nez-moi, lui répond froidement madame La-va.... il vous reste encore un bijou bien pré-cieux. — Quoi donc ? (Après l'avoir tiré à l'écart.) — Votre fille. D'après ce qu'on m'a dit de sa beauté, je vous en donne 100 louis. Clerval frissonne, il pâlit, il chancèle. Un com-bat affreux se livre dans son cœur. La nature succombe et la passion triomphe. Amélie, l'in-fortunée et trop malheureuse Amélie est ven-due, livrée, son père barbare porte sur le tapis vert le prix honteux de son propre sang, et joue avec une nouvelle fureur. Mais, ô sort

inextricable, es-tu donc le dieu du crime? Est-
ce par des forfaits qu'il faut briguer tes faveurs?
Clerval, honnête homme, est la victime de tes
coups. Un moment, il devient scélérat, et tu
le combles de bienfaits!

Bientôt il a réparé ses pertes. Il passe la nuit
et fait un gain considérable. Dans l'ivresse de
sa joie, il oublie sa fille, il oublie son cruel
attentat. Rentré chez lui, il est tout étonné de
ne pas la voir; il la demande, on lui dit qu'on
est venu la chercher de sa part. C'est alors
qu'il se rappelle son affreux marché. Il court
chez madame Lava.... pour réparer son crime
et en prévenir les suites. Madame Lava.... est
sortie, elle ne rentrera que le soir, Amélie est
avec elle. On ne sait où elles sont allé. Ac-
cablé de remords, de douleurs, d'inquiétudes,
il attend, dans la perplexité, le retour de
madame Lava.... Mille funestes soupçons,
mille cruels pressentimens déchirent son
âme.

Enfin elle revient, mais elle est seule. Madame
Lava...., ma fille. — Votre fille? mais, Mon-
sieur, vous n'avez plus de fille.—Comment?—
Vous savez que vous en avez reçu le prix. —
Madame, voilà vos 100 louis, en voilà 200,
rendez-moi ma fille. — Monsieur, j'en ai dis-

posé , vous m'en aviez donné le droit, elle ne m'appartient pas plus qu'à vous.—A qui donc avez-vous livré ma chère Amélie? — A un lord anglais, qui sur-le-champ a quitté Paris. Je ne sais même quelle route il a prise.

Je vous laisse à juger le déchirement que cette nouvelle opéra dans les entrailles de Clerval. Que devenir? Que va dire sa tendre épouse? Comment osera-t-il se présenter devant elle sans sa fille chérie? Il délibère un moment s'il survivra à son crime , à sa honte.... Il maudit cent fois la funeste passion à laquelle il vient d'immoler jusqu'aux douceurs de la paternité. Enfin il termine promptement ses affaires, et quitte un séjour qui lui rappelle continuellement son odieux forfait....

Il rentre dans ses foyers. Je ne vous peindrai pas la douleur d'une mère éplorée , en apprenant que sa fille a été enlevée, qu'elle a disparu. Clerval n'osa lui dire la vérité.

Cependant quelques années s'écoulent sans que personne entende parler d'Amélie. Son père fait un second voyage à Paris. Toujours occupé de sa fille, il prend les plus exactes informations ; toutes sont infructueuses. Il n'en a jamais eu de nouvelles.

Voilà un des effets de la passion du jeu. Mille

exemples pareils concourent à la faire regarder comme le plus terrible fléau de la société, celui de la dépopulation générale. Cependant on voit encore aujourd'hui cette fureur captiver un sexe qui ne semble né que pour des passions aimables. Young a décrit, dans ses satires, les ravages qu'elle occasione parmi les femmes.

« Les charmes de la beauté, dit-il (1), dépérissent depuis que les femmes se sont rendues esclaves de la passion du jeu. Les longues veilles ont flétri l'éclat et la fraîcheur de leur teint. Cette fureur, ou plutôt cette rage, avilit un sexe né pour les passions douces ; elle le force à déclamer contre le ciel, altère sa santé, compromet son honneur, lui ôte le pouvoir de faire le bien, le porte à négliger les devoirs les plus sacrés, et, ce qui est plus affligeant encore, je le répète, elle détruit la régularité des traits les plus séduisans.

« Voyez cette troupe de brigands, la honte et le déshonneur de ma patrie, ô spectacle alarmant! Une femme divine, debout au mi-

-----

(1) Voyez *les Satires d'Young*, traduction de *T. P. Bertin*, page 124, édition de 1797.

lieu d'eux, promène sur des monceaux d'argent un bras d'ivoire, et semble, en agitant
une corne enchantée, vouloir imiter le fracas
du tonnerre ; comme l'on vit autrefois sortir
de la caverne d'Eole un essaim d'aquilons
chargés d'ébranler la terre jusque dans ses
fondemens ; sa main ouvre la porte à mille
orages, d'où naissent à la fois la crainte, le
désespoir, les convulsions, les pleurs, les ser-
mens, les blasphêmes. Semblable à la Sibylle
de Cumes, son teint s'échauffe, ses yeux s'al-
lument, ses fibres se roidissent, et sa voix gla-
pissante apprend aux échos à jurer. O solitaire
époux ! c'est ainsi que son cœur sait répondre
aux faveurs de l'hymen. Lorsque l'aube du
jour vient inhumainement la livrer à Morphée,
ces images charmantes occupent encore son
sommeil, les dez roulent de nouveau sur son
chevet, et le signe de son goût déréglé se grave
déjà dans son sein sur le fruit malheureux de
sa fécondité.

« Quelle nouvelle scène d'horreur vient
encore frapper mes regards ! Pourquoi le
riche héritier d'Atrides est-il forcé de quitter
le palais de ses aïeux, et de s'exiler dans une
obscure retraite ? Que signifie cette épée nue ?
Que veulent dire ces gémissemens et ces cris

lamentables? La pâleur et l'effroi sont peints sur tous les visages; Milord menace, et Milady fond en larmes. Des domestiques, saisis de crainte, fuient de toutes parts. Pourquoi ce jeune enfant vient-il d'être relégué sous un autre hémisphère ? Quelle fatalité retarde l'hymenée de cette aimable fille? Pourquoi enfin la maison se trouve-t-elle enveloppée dans un deuil général? *Ce n'est rien, seulement la nuit dernière Madame a joué* ».

L'on doit défendre aux hommes, dit J. J. Rousseau, tous les arts ou les institutions de plaisirs qui ne sont pas cohérens aux principes du monde social, c'est-à-dire aux fondemens de leur félicité, parce que ces plaisirs, répugnant aux véritables intérêts de la société, sont des poisons propres à accélérer la dissolution physique, morale, politique et militaire (1). Tels sont précisément les jeux où,

---

(1) On n'apporte point au jeu, dans les régimens des armées d'Europe, dit M. Gros de Besplas (*les Causes du Bonheur public, note 11, page 122*), toute l'attention qu'il mérite, malgré les suites les plus funestes d'un semblable attachement. Sous prétexte de ne pas étendre l'autorité à des objets étrangers au service, on ne le punit que foiblement. Mais les chefs ne sont-ils pas

pour le *bonheur* d'un moment, on renonce au bonheur de plusieurs années, et où, par le jeu d'une illusion trompeuse, on sacrifie à un intérêt vain et passager le solide et le permanent. Les dangereuses influences de ces plaisirs sur le physique et l'éducation morale, sur les hommes qui doivent cultiver les lettres, les sciences, les arts, et sur-tout les objets qui intéressent les vues politiques, sont autant de preuves convaincantes de leurs mauvais effets, si dangereux dans un système régulier de police civile et médicale (1).

----

coupables envers les familles de la conduite des officiers qui leur sont confiés ? Que de maux proviennent du jeu, et qui retombent sur le service même! Le corps affoibli par les veilles, le caractère aigri par les vicissitudes de la fortune, la contagion de l'exemple, la perte de temps, le service retardé, fait à la hâte, sans goût, sans application, le soldat exposé au mauvais traitement de son supérieur, la fuite de la bonne compagnie, l'éloignement pour la société des camarades, les sentimens les plus sacrés toujours en péril, enfin cette parole d'honneur, le plus bel ornement et la sauve-garde de l'état militaire, prostituée à des hommes vils, corrompus et sans foi ; voilà les suites de ce désordre. Les lois du Japon (*Montesquieu, Esprit des Lois*) punissent l'excès du jeu par la peine de mort.

(1) Voyez mon *Mémoire sur les Jeux de hasard*

Nous prendrons occasion de conclure de tout ce que nous venons de dire, que rien ne doit fixer davantage les soins vigilans de ceux qui, avec le frein politique, gouvernent les États, que l'affaire importante des jeux en les proscrivant où ils triomphent encore, ou en réprimant les efforts que l'on tenteroit pour les rétablir dans les pays où ils ont déjà été abolis. Les maximes fondamentales que *la santé et le tempérament des individus sont la base de la prospérité qui subsiste dans le corps social; que tout ce qui est mauvais en morale est encore mauvais en politique; que la bonne éducation des enfans importe encore plus aux États qu'aux pères;* ces maximes philosophiques prouvent que laisser un libre cours aux jeux est une contradiction manifeste aux principes de la félicité publique, et conséquemment une erreur politique qui emporte avec elle les effets les plus funestes par rapport à la population et à la santé des citoyens.

Qui pourra donc douter que l'abolition des

---

imprimé dans la *Bibliothèque des Pères de Famille*, rédigée par l'estimable M. Coffin, octobre 1811, p. 342.

jeux de hasard soit tout-à-fait cohérente aux doctrines morales et aux maximes de cette science si difficile de gouverner les nations ? Et même les partisans de jeux ne cessent de murmurer, en attaquant de différentes manières la résolution des souverains qui les ont prohibés. Leurs accusations, d'où naissent autant de raisons pour les désaprouver, se réduisent à trois chefs principaux. Ils disent premièrement que les jeux ne sont point tout-à-fait un objet méprisable d'économie civile, puisqu'ils peuvent introduire de l'argent; ils disent que les défenses portées contre les jeux ont reproduit d'autres vices plus à craindre, dont l'occupation des jeux détournoit; ils disent que l'abolition des jeux nous prive d'un moyen d'éviter un des plus grands ennemis du genre humain, l'ennui.

Nous allons détruire ces objections; voici ce que nous répondons à la première : nous demanderons seulement si cette augmentation d'argent supposée et incertaine par les jeux dans les États, sera une compensation bien calculée avec l'augmentation certaine des vices dans les mêmes États? S'il sera avantageux de répandre quelque argent de plus dans les trésors publics destinés au bonheur des peuples, et rendre les mêmes peuples plus misérables et plus corrompus? S'il semblera plus utile que les coffres voraces de quelques joueurs de profession se remplissent de quelque argent escroqué, et que les coffres des citoyens soient épuisés des moyens qui tournent au préjudice de la prospérité sociale? L'or circule dans le corps de l'État, mais il coule de sources pures; autrement il n'enfantera, au lieu de la vie politique, que les maladies physiques, morales et politiques.

Réponse à la seconde objection : mais où se vérifiera cette triste prédiction des maux les plus graves ?—Où ?—Chez les souverains qui dorment sur leur trône, qui sont entourés de ministres imbécilles ou prévaricateurs, où naquirent en vain les lois qui devoient nous menacer et nous contenir. On dira que la dépravation augmentera beaucoup plus dans certains lieux d'assemblées où l'art de corrompre fait des progrès insensibles sous des formes agréables, avec un noble langage et parmi les titres révérés d'une décence coupable ; mais je ne m'abstiendrai pas de le demander à la philosophie des législateurs, à l'œil prudent des magistrats et à l'empire énergique des lois : cette philosophie des Princes et des Gouvernemens qui défendit les jeux presque contre l'opinion universelle, ne pourra-t elle pas, pour les lieux même tolérés, imposer un système de plaisir, outre lequel le transgresseur licencieux doive trouver une loi qui l'arrête? Non cela est trop difficile.

Nous répondrons enfin à la troisième objection, que les hommes périssent d'ennui, je pourrois dire qu'ils se pervertissent beaucoup plus qu'ils ne l'expulsent; *l'oisiveté est la mère de l'ennui*(1). *On n'est pas oisif quand on joue,* dira quelqu'un. Je pourrois combattre tout-à-fait ce principe; cependant, plus libéral que difficile, j'en conviendrai sous un certain aspect; mais je devrai ajouter que l'on ne joue pas toujours, et que la passion du jeu fait toujours contracter une inclination à l'oisiveté, tandis que l'amour des vrais intérêts et des devoirs incline toujours à s'occuper. On dira

---

(1) Occuper sa vie est donc l'unique moyen d'en prolonger le plaisir et d'en compenser les ennuis, de nous consoler du peu de temps que nous avons à vivre et à supporter sans peine le poids de chaque jour. *De la Morale naturelle*, etc. etc., par Necker.

On croiroit que le jeu console,
Mais l'ennui vient à pas comptés.

Voltaire, *Mél. de poés.*, etc.

peut-être encore que *c'est justement parce que cet amour n'est point dans les cœurs que l'ennui les afflige, de sorte que le secours des jeux est nécessaire pour le chasser.* Ah! parce que l'amour des devoirs utiles, haï ou négligé, ne respire point dans les cœurs, les Gouvernemens devroient justement pour cela laisser subsister, avec une tolérance stupide ou complice, les causes insidieuses qui concourent à l'affoiblir toujours davantage chez eux, à le leur rendre plus odieux, enfin à l'éteindre tout-à-fait? Malheureuse nature humaine, à quoi en sommes-nous !!!

Quelques autres censeurs plus discrets de la maxime de l'abolition des jeux prétendent qu'en les tolérant on pourroit en prévenir les abus, en établissant une loi qui poseroit des bornes aux sommes que l'on mettroit au jeu, en faisant présider à ces jeux une magistrature puissante, en imposant, au frein de la passion des jeux, un tribut sur les joueurs, ou en changeant les jeux de hasard en jeux de lutte, etc. Mais en réfléchissant d'abord qu'à peu près trente siècles de philosophie et de lois se fatiguèrent vainement pour prévenir la tourbe entière des vices, on comprendra facilement que l'étude pour réprimer les hommes de l'abus d'un plaisir flatteur, combinée aux espérances de la plus grande utilité, sera dans tous les temps un songe politique. Si l'on fixe par une loi la somme que l'on doit jouer, on pourra aisément la violer en changeant les noms des sommes, ou en imaginant des signes et des chiffres qui ne seront compris que des seuls coupables. Les magistratures ne seront point un remède suffisant, puisqu'il n'est que trop vrai que l'esprit dominant de corruption parviendra à les séduire et les rendra complices des délits contre lesquels ils auront été établis. Les annales des vices et des institutions sont pleines de ces faits. Et quel tribut pourroit mettre un frein à la licence de ceux pour lesquels un fort tribut n'est pas l'effusion de tant de sommes, et l'holocauste de patrimoines entiers? A l'égard de la substitution des jeux, on ouvriroit par-là une route à de plus grands délits. Toutes ces choses ont confirmé aux philosophes des trônes qu'il étoit bien plus en leur pouvoir de proscrire les jeux que d'en prévenir les abus en les tolérant.

Les jeux étant prohibés avec toute la rigueur des lois, il ne reste plus qu'à chercher les moyens propres à empêcher les infractions trop faciles. Voici trois moyens qui nous paroissent tout-à-fait propres, sinon à empêcher toutes les violations, du moins à les rendre moins fréquentes. Le meilleur moyen est une marque de la loi et de la peine. La peine doit être telle que son esprit combatte directement les principaux moteurs du jeu. Celle de toutes qui correspond mieux à ce but est dictée par le code souverain de Modène, qui afflige l'intérêt en même temps que la vanité, en condamnant les citoyens qui jouent à cent écus d'or et au bannissement. Que l'exécution de la peine soit assurée pour tous les infracteurs, parce qu'un des plus grands freins des délits n'est point la cruauté, mais l'infaillibité des peines.

Enfin, la loi de l'abolition des maisons de jeux attesta à l'Europe que Venise n'est pas encore privée de ces hommes d'État qui, dans leurs conseils, rassemblent cette perfection, cette vigilance et cette énergie austère qui la firent, plus qu'aucune république, triompher des ravages du temps.

Puissent ces réflexions mériter l'indulgence de nos lecteurs par les motifs qui nous engagent à les mettre au jour! Nous n'avons point la prétention d'instruire nos pareils : nous nous proposons seulement de leur comuniquer le résultat de nos méditations et de nos recherches. D'ailleurs , nous prions que l'on regarde ce discours comme le fruit d'un travail souvent interrompu par des devoirs impérieux.

Quant à la critique , si toutefois l'on nous en croit digne , nous la recevrons avec une sincère reconnoissance , tant qu'elle ne portera pas l'empreinte de la passion. Mais si la satire ne cherchoit qu'à blesser l'amour propre, la pureté de nos intentions nous rendroit insensible à ses traits : car les brandons destructeurs d'un sot pédantisme dessèchent le génie ainsi que l'héroïsme.

FIN.